AF596420

NOTE

SUR

UNE NOUVELLE THÉORIE

DE LA GOUTTE.

NOTE

SUR UNE

NOUVELLE THÉORIE

DE LA GOUTTE,

LUE A L'ACADÉMIE ROYALE DE MÉDECINE,

AVEC UNE RÉPONSE A M. FORGET.

PAR A. TURCK,

DOCTEUR EN MÉDECINE, ETC., ETC.

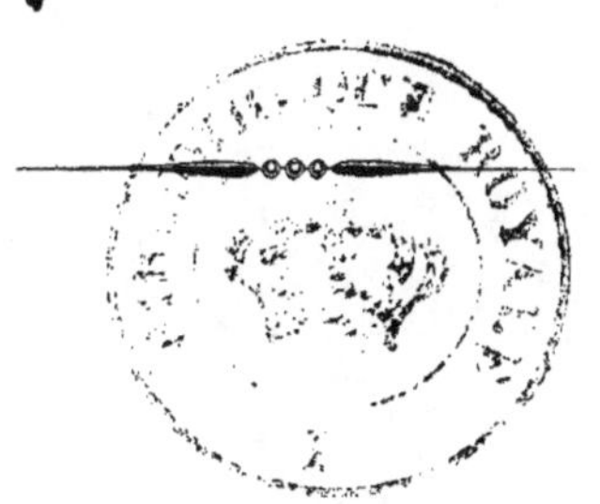

PARIS.

IMPRIMERIE DE MOQUET ET COMPAGNIE,

RUE DE LA HARPE, N. 90.

1835

NOTE

SUR

UNE NOUVELLE THÉORIE

DE LA GOUTTE.

Depuis quatre ans je m'occupe d'étudier la goutte, maladie cruelle dont j'étais tourmenté. J'ai été non seulement assez heureux pour découvrir les causes et la nature de cette affection, mais encore pour trouver les moyens de la guérir, avec la plus grande facilité, sans ordonner aux malades ces remèdes qui souvent altèrent leur constitution, et sans leur imposer ces régimes rigoureux qui les gênent beaucoup et qui leur apportent très peu de soulagement. J'ai essayé, sur moi d'abord, l'application de ma doctrine; et, après m'être débarrassé d'un mal qui durait déjà depuis plusieurs années, j'ai répété mes expériences sur plus de cent malades, et toujours avec le même succès.

C'est dans ces circonstances qu'appelé par plusieurs goutteux, je me suis décidé à venir me fixer à Paris. En débutant dans cette ville, j'ai pensé qu'il était convenable de me présenter à l'Académie de médecine. Je tenais à l'honneur d'avoir des relations scientifiques avec le premier corps médical de France, je croyais qu'il n'apprendrait pas sans intérêt les résultats auxquels je suis parvenu et la publication prochaine de mes travaux.

Cette démarche, contre toute attente, excita une grande rumeur sur les bancs de l'Académie. Quelques-uns de ses membres trouvèrent épouvantable que j'aie osé suspendre, pendant un quart d'heure, leur attention, sans leur faire connaître, sur le champ, la doctrine dont je venais seulement leur annoncer les résultats et les avantages. En vain, j'ai déclaré qu'il m'était physiquement impossible de faire ce qu'on exigeait de moi, que ce n'était point d'un secret que je venais entretenir l'Académie, mais de la publication d'un travail qui n'était pas encore terminé ; je n'ai pu parvenir à calmer une effervescence que j'avais produite sans m'y attendre, et, bien plus encore sans le vouloir. Cependant il me semble que cette société savante, ayant pour but de favoriser autant qu'il est en elle les progrès de la médecine, doit accueillir avec bienveillance les hommes qui cultivent l'art de guérir, et qui font des efforts plus ou moins heureux pour agrandir le domaine de la science. Par cela seul qu'on est docteur en médecine, on à droit à ses égards; son devoir est d'honorer ce titre dans l'homme qui le possède tant qu'il n'en a pas démérité: et je ne vois pas qu'on en démérite et qu'on doive être soupçonné de charlatanisme, en annonçant devant elle un travail inachevé qu'on s'engage sur l'honneur à publier, dans le plus bref délai, mais qu'on ne veut livrer au public qu'environné de toutes les preuves dont il a nécessairement besoin.

Le petit nombre des académiciens qui après mon discours sont venus étaler leur pruderie médicale, et faire parade d'une indignation vraie ou simulée, avaient donc oublié ces devoirs. En résistant aux clameurs dont ils croyaient m'épouvanter, j'ai fait une chose utile pour l'indépendance de la médecine, et je m'en applaudis. Cette résistance, j'en suis bien sûr, aura l'approbation non seulement des gens désintéressés dans la question, mais aussi des médecins qui sentent leur dignité, qui connaissent leurs droits et qui ne sont pas réduits encore à passer sous les fourches caudines de quelques médiocrités académiques.

Malgré les interpellations malveillantes qui m'ont été adressées, après la lecture de mon discours, malgré l'orage qu'il a soulevé, dans le sein de l'Académie, après mon départ, quoique des membres de cette société n'aient pas rougi de me calomnier près de leur malades, sans me connaître, je ne me serais pas plaint; car je n'aime pas à entretenir le public des petitesses et des misères médicales; mais depuis on a poussé si loin l'oubli des convenances, on s'est permis à mon égard des procédés si indignes et si odieux que je ne puis plus garder le silence sans m'avilir. Ce n'est pas moi qui ai soulevé le scandale, mais c'est moi qui le ferai retomber de tout son poids sur ceux qui se sont crus assez forts pour m'en accabler. Ma tâche est facile; je n'ai qu'à exposer ma conduite et celle de mes adversaires pour faire voir qui de nous a des torts, pour faire voir à qui de nous revient la honte.

Voici d'abord la note que j'ai lue à l'académie.

« Messieurs, je viens d'abandonner une ville où depuis 18 ans j'exerçais la médecine, pour m'occuper exclusivement à Paris de la guérison d'une maladie qu'on a regardée jusqu'à présent comme tout à fait au-dessus des ressources de l'art: je viens guérir la goutte.

» Je sens déjà que cette seule annonce doit soulever, dans vos ames, tout ce qu'il y a d'incrédulité. La première pensée qui doive, en effet, frapper des esprits justes, c'est qu'un homme se trompe ou veut tromper les autres, quand il promet la guérison de cette affection cruelle, de cette affection qui depuis tant de siècles fait le désespoir de la science et plus encore celui de l'humanité ; quand il se flatte d'avoir atteint un but loin duquel sont venus tomber les méditatious des plus illustres médecins et les spéculations honteuses de tant de charlatans ; mais, sûr de votre impartialité autant que de vos lumières, il ne me sera pas difficile de vous convaincre que j'ai observé d'une manière exacte et consciencieuse, que j'ai su profiter d'une position favorable dans laquelle j'étais placé, et que, si je promets beaucoup, je ne resterai pas au-dessous de mes promesses.

» Malheureusement, messieurs, il ne m'est pas possible, dans cette séance, de vous donner les preuves irréfragables de ce que j'avance ici : il faut pour cela que j'aie terminé la rédaction d'un travail que je viens seulement vous annoncer ; il faut que je puisse dérouler à vos yeux une doctrine entière, fruit de quatre ans de méditations et bientôt de trois ans d'expérience. Mon but, en me présentant aujourd'hui devant vous, est de venir, au moment où j'arrive à Paris, apporter d'abord mon tribut d'hommages à ce sénat scientifique, et ensuite de prendre date pour mon travail et de le mettre sous votre égide à l'abri des plagiaires. Enfin, je viens aussi prendre l'engagement d'honneur de publier ma doctrine, dans le plus bref délai possible, dans le délai qui m'est justement nécessaire pour en achever la rédaction.

» En attendant, permettez-moi de vous exposer

l'histoire de ma découverte et les résultats généraux de ma pratique ; vous pourrez juger d'avance ce que j'ai fait et les avantages que la science doit obtenir de mes efforts.

» Je fus affecté de la goutte à l'âge de trente et un ans : mes premiers accès, sans être excessivement douloureux, prirent dès l'abord, un caractère que ma maladie a conservé pendant toute sa durée ; ils ne se guérissaient jamais d'une manière complète ; et depuis l'origine de mon mal, les articulations qui en furent le siège, restèrent toujours faibles et douloureuses ; chacun des accès, qui suivirent, devinrent de plus en plus cruels, et laissèrent des traces plus profondes de leur passage : dans peu de temps, j'eus deux accès par an qui me retenaient au lit, chacun pendant trois semaines, en m'infligeant d'atroces souffrances. Dans l'intervalle des accès, je ne pouvais marcher qu'avec une peine infinie : mes pieds étaient d'une sensibilité extrême ; ils me faisaient souffrir des douleurs que la moindre fatigue exaspérait ; une marche d'une demi-lieue était pour moi un supplice qui se prolongeait souvent pendant 72 heures, et qui était assez cruel pour m'empêcher de dormir pendant la première nuit. Indépendamment de ces souffrances des pieds, j'avais les genoux, les poignets et les articulations des phalanges avec les os du métacarpe constamment douloureux, quoique ces parties n'aient jamais été atteintes par des accès de goutte proprement dites.

» Dans les derniers temps, la goutte ne s'arrêtait plus seulement aux articulations; elle attaquait des organes plus importans à la vie. J'avais, depuis plusieurs mois, une douleur précordiale très gênante par sa continuité; souvent j'étais affecté de céphalalgies violentes; enfin il m'arrivait fréquemment dans la soirée des menaces de lipothymie: sans cause connue, je me sentais défaillir, ma respiration était haletante, ma peau se couvrait d'une sueur gluante et froide, je ne pouvais sortir de cet état d'angoisse qu'en rassemblant tout ce qui me restait de forces pour aller respirer l'air frais du dehors. Cet accident avec la céphalalgie étaient les seuls produits de la goutte qui ne fussent pas permanens chez moi.

» On sent bien que je fis tous les efforts possibles pour me débarrasser d'un mal aussi grave, ou du moins pour l'atténuer; mais ce fut toujours sans succès: après le régime de Lobb, après celui de M. Magendie, plus sévère encore, les accès devinrent aussi intenses qu'auparavant. J'éprouvais cependant un peu de soulagement en favorisant la transpiration, comme l'a conseillé principalement Pierre Dessault.

« Un mal qui me rendait la vie insupportable, et qui menaçait de me l'enlever, attirait sans cesse à lui toute mon attention. M'appuyant sur les observations des Médecins qui m'ont précédé et sur les miennes, je parvins à établir une théorie nouvelle de la goutte. Quand cette théorie me parut suffisamment élaborée, qu'elle répondit à toutes les objections que je pouvais me faire sur la nature du mal et sur son développement, quand tous les faits sur lesquels elle reposait s'enchaînèrent parfaitement avec ce que montrait la pratique, j'en fis l'application snr moi-même au mois de Juillet 1833. Le succès de cette tentative fut si merveilleux que je n'oserais l'attribuer à ma méthode de traitement, si je ne l'avais vu se renouveller cent fois entre mes mains, si je n'étais en état de le reproduire aux yeux des plus incrédules aussi souvent que l'occasion s'en présentera; aussi souvent qu'il le faudra pour les convaincre. Au bout de quelques jours, mes accidents internes disparurent pour ne plus revenir ; mes pieds se raffermirent et cessèrent d'être douloureux ; les genoux se guérirent un peu plus tard. Au bout d'un mois, je fus débarrassé d'une claudication qui durait déjà depuis plus de trois ans, et d'une souffrance habituelle qui était plus ancienne encore.

« Ce n'est pas tout, Messieurs ; l'accès qui devait revenir au bout de six mois ne reparut plus qu'au bout de dix-neuf; au lieu de m'enchaîner pendant trois semaines sur mon lit, par les plus cruelles ortures, il ne fut jamais assez violent pour m'empêcher de parcourir les différentes pièces de mon appartement. Le quatrième jour, j'allais à pied, sans boiter, à un quart de lieue de chez moi faire une leçon de chimie, et je me tins debout devant le tableau, sur les dalles de mon amphithéâtre, pendant une partie de la leçon; et, Messieurs, cet accès si léger, si tardif à venir, si prompt à disparaître, je l'ai eu parce que j'avais cessé depuis trois mois de me soigner pour voir ce qu'il en adviendrait.

« Cette observation que je ne vous présente qu'en abrégé afin de ne pas abuser de vos moments, est déjà par elle-même un fait curieux dans la pratique médicale. Une maladie d'un genre si rebelle, passée à l'état chronique, durant déjà depuis sept ans, qui après avoir résisté aux moyens ordinaires de la science, cède à une nouvelle méthode de traitement dans l'espace de quelques jours, a le droit, du moins je le pense, d'exciter l'attention des médecins; mais l'intérêt qu'elle inspire croîtra sans doute, quand on saura que ce n'est point un fait isolé, qu'avant de quitter Nanci, j'ai obtenu le même succès sur quatre-vingt-quatorze goutteux des deux sexes, dont quelques-uns n'avaient que 25 ans, et quelques autres en avaient plus de 80. Dans cette longue série, il y avait des malades à leur premier accès, il y en avait qui étaient affectés des plus violentes douleurs arthritiques depuis

43 ans ; la plupart ont obtenu une guérison semblable à la mienne. Les plus affligés, ceux dont les articulations étaient tout-à-fait désorganisées, ceux enfin qu'il était impossible de guérir, obtenaient néanmoins un soulagement qui dépassait toutes leurs espérances.

» Voici, messieurs, quelques faits généraux que je livre à vos méditations.

» La goutte qui revient par accès, se guérit d'une manière très rapide par ma méthode de traitement, sans qu'il en résulte jamais de rétrocession. Sur cent et quelques cas plus ou moins graves que j'ai traités jusqu'à ce jour, je n'ai jamais vu la goutte abandonner les articulations pour se porter sur les organes intérieurs; et cependant, j'ai soigné plusieurs malades qui avaient éprouvé déjà de ces déplacemens si fâcheux, et qui par conséquent étaient plus disposés à les éprouver encore. Je suis même persuadé que mes remèdes, par la puissance et la rapidité de leur action, seraient les plus convenables dans ces métastases qui emportent tous les ans tant de goutteux.

» Sans produire ces accidens funestes, sans fatiguer le malade par des évacuations, sans déranger l'économie par la moindre secousse, mes moyens de traitement enlèvent un accès de goutte avec une sûreté, une promptitude et une énergie, que les remèdes les plus héroïques n'ont pas même dans leur spécialité : ainsi les saignées les plus abondantes agissent avec moins de puissance sur les inflammations ; le soufre est loin d'avoir autant d'action sur les maladies cutanées ; l'opium, le mercure et le quinquina ne sauraient guérir si promptement les affections spasmodiques, les maladies vénériennes et les fièvres intermittentes. En un mot, ce n'est pas quelquefois que je guéris la goutte, ce n'est pas souvent, messieurs, c'est toujours.

» Mais voyons comment mon traitement varie, dans ses effets, selon le mal qu'il a à combattre.

» La goutte aiguë, dont l'accès doit durer quelques jours, disparaît sans aucun trouble, souvent dans l'espace de quelques heures. La convalescence, qui laisse les articulations attaquées si sensibles et si faibles pendant plus ou moins long-temps, est presqu'entièrement supprimée. Le lendemain ou le surlendemain de l'invasion du mal, le membre qui a souffert a déjà repris toute sa liberté et toute son énergie. Un avantage immense aussi, c'est qu'on peut presqu'indéfiniment prévenir le retour de cette espèce de goutte; j'ai aujourd'hui des malades à qui il manque sept accès, et qui néanmoins se portent parfaitement sans être soumis à aucun régime diététique.

» La goutte chronique, comme on le pense, doit résister plus long-temps que la précédente ; cependant la résistance n'est pas longue, car ordinairement un malade que son accès doit retenir au lit, pendant trois à quatre mois, se lève le cinquième jour ; je n'ai vu qu'une seule fois les paroxysmes se prolonger jusqu'au treizième. La convalescence dure peu aussi ; et, s'il n'y a point de désorganisation, les articulations goutteuses reprennent après l'accès plus de force qu'elles n'en avaient auparavant. » La plupart du temps, des malades qui depuis plusieurs années avaient la marche difficile, reprennent une aisance et une légèreté qu'ils croyaient avoir perdue sans retour.

» La goutte vague primitive ou consécutive, qui se porte sur les viscères, et qui, sans produire de grandes douleurs, y cause cependant de la gêne et en trouble les fonctions, se guérit aussi avec la même facilité et la même promptitude. Enfin, tous les accidens arthritiques qui n'ont rien de stable, qui tantôt se présentent par accès ou bien quelquefois abandonnent une place pour se porter sur une autre, tous ces accidens, dis-je, cèdent aisément.

» Mais il n'en est pas ainsi de la goutte fixe ; de cette goutte qui s'attache à une articulation, la tourmente, souvent en y produisant de la rougeur et du gonflement, d'autres fois sans en changer ni le volume ni la couleur. Ce mal, qui n'abandonne plus la place dont une fois il a pris possession, variant tout au plus par quelques exacerbations légères qui ajoutent peu aux douleurs habituelles ; ce mal, dis-je, résiste avec énergie. Dans ces cas, je parviens encore à soulager promptement le malade ; ce soulagement se maintient sous l'empire de la médication, mais cependant je n'ai pu parvenir jusqu'à présent à obtenir une guérison complète.

» Les nodus tophacés, composés de sels presqu'insolubles et d'une matière animale particulière, ne disparaissent non plus qu'avec une difficulté extrême; il en est de même de la raideur des appareils ligamenteux produite par une espèce d'infiltration de ces substances ; mais je ne désespère pas encore de pouvoir améliorer cette partie de mon travail; d'ailleurs ces dernières formes de la goutte sont heureusement assez rares, du moins dans notre pays.

» Toute mon attention étant concentrée sur la goutte et sur les nombreuses variétés de cette affection, je n'ai pu m'occuper du rhumathisme d'une manière assez suivie. Cependant quelques tentatives incomplètes me font espérer qu'il cédera au même traitement que l'arthritis ; d'ailleurs on sait que les anciens confondaient ces deux maladies, et je ne sais si les raisons qu'ont les modernes de les distinguer vous paraîtront suffisantes. Des spéculations théoriques, mais qui jusqu'à présent sont privées de l'appui indispensable de l'expérience, me portent à croire que les rumathismes des gens de peine qui travaillent en plein air et surtout des ouvriers de la campagne, ne sont que des formes de la goutte ;

2

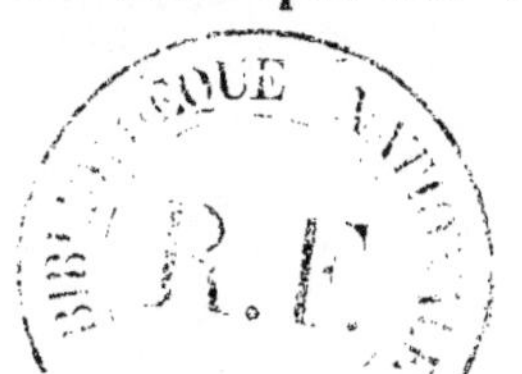

c'est, je le crois, l'arthritis, modifiée par les habitudes, les privations de tout genre et les rudes travaux de cette classe si nombreuse, si utile, souvent si dédaignée, dont cependant la misère ou la prospérité jette un si grand poids dans la balance sociale.

» Enfin, messieurs, je ne me suis pas borné à avancer la thérapeutique de la goutte; je suis parvenu aussi à en éclairer l'étiologie. J'indiquerai les causes qui préparent peu à peu un accès de goutte; celles qui le font éclater, celles qui amènent la guérison, quand cet accès est abandonné aux seuls efforts de la nature; et sous ce point de vue, je suis devenu tellement le maître de mon sujet qu'en suivant le régime de Pythagore, de Lobb ou de M. Magendie, qu'en me tenant chaudement, qu'en prenant enfin toutes les précautions qu'on recommande aux goutteux pour éloigner leurs accès, je puis néanmoins m'en donner un dans l'espace de quelques jours.

» Voilà, messieurs, les résultats auxquels je suis parvenu : ils ont droit à votre confiance et à votre attention.

» Les faits que je viens d'avoir l'honneur de vous exposer sont déjà connus de toute une population; ils se sont passés à Nanci, ville où tout le monde se connaît, et où j'étais particulièrement en évidence comme médecin et comme professeur. Cependant, messieurs, la notice que je présente aujourd'hui à l'Académie de médecine est le premier acte que j'aie fait pour donner de la publicité à mon travail. Pendant près de trois ans j'observai en silence, sans rien écrire dans les journaux scientifiques ou politiques, sans permettre à mes amis ou à mes malades de le faire, néanmoins les goutteux venaient à Nanci pour recevoir mes soins, non seulement des différens points du département de la Meurthe, mais aussi des départemens éloignés : il m'en est venu de la Moselle, des Vosges, du Jura, du Haut-Rhin, de la Meuse, de la Marne, des Ardennes, et quand je suis arrivé à Paris, des malades m'y attendaient déjà. Vous sentez, messieurs, qu'une réputation qui s'étend ainsi de proche en proche, sans efforts, sans publicité, sans charlatanisme, est basée sur des faits, sur des services rendus, et que celui qui en est l'objet a quelques droits à votre confiance. D'ailleurs si vous conservez des doutes, que je m'empresse de trouver bien naturels, doutes que la publication de mon travail fera probablement disparaître; avant de vous tromper sur leur valeur et de les prendre pour de la certitude, veuillez me mettre à l'épreuve; faites-moi l'honneur de m'appeler près de vos malades, soit dans la pratique civile, soit dans celle des hôpitaux ; mettez-moi aux prises avec les accès de goutte les plus violens, j'obtiendrai une guérison aussi rapide que complète, pourvu qu'il n'y ait point encore de désorganisation ; et même, dans ce dernier cas, je procurerai un soulagement qui dépassera de beaucoup tout ce qu'on peut obtenir par les anciennes pratiques, qui dépassera même de beaucoup l'espérance des malades.

» Pour ne pas laisser perdre le fruit de mon travail, je comptais prier l'Académie d'accepter le dépôt d'un paquet cacheté, dans lequel j'aurais exposé l'abrégé de ma doctrine, pour qu'on pût l'ouvrir, si je mourais avant d'en avoir achevé la rédaction complète. Mais, j'ai pensé ensuite que cet abregé serait insuffisant ; qu'une doctrine nouvelle, pour être appréciée a besoin d'être appuyée par des faits, des inductions, des raisonnemens, par une foule de choses enfin qui manquent tout à fait à un abrégé. Aussi ai-je pris un parti que je crois plus convenable.

» J'ai communiqué mon travail à plusieurs médecins de mes amis et je les ai priés de joindre leurs efforts aux miens. Je l'ai d'abord confié à M. Simonin, de Nanci, mon premier maître dans l'art de guérir, et, sans contredit, un des plus savans praticiens que je connaisse ; je désirais avoir son approbation avant de tenter la démarche que je fais aujourd'hui. J'ai chargé, en outre, M. Huin-Gervais, médecin aussi instruit qu'il est modeste de continuer les soins que je donnais aux goutteux. M. Coze, professeur à la faculté de médecine de Strasbourg, un de mes plus anciens amis, appliquera ma méthode de traitement dans cette dernière ville.

Enfin, j'ai envoyé à Londres mon frère, M. Léopold Turck, de Plombières, qui est aussi docteur en médecine, pour soigner des goutteux dans cette grande capitale. On sent que cette réunion de médecins tous instruits, tous distingués, rempliront mieux mon but qu'un paquet cacheté; qu'en le conservant ils amélioreront mon travail, qu'ils ajouteront des observations faites en conscience, qu'ils appuieront par des efforts judicieux mes propres observations et mes propres efforts.

» J'ai prié en outre ces praticiens de vérifier avec moi les analogies qui se trouvent entre la goutte et d'autres affections. Ces analogies me semblent plus nombreuses qu'on ne le croit généralement. Enfin, Messieurs, chacun de nous dans sa localité a adopté un pharmacien qui ne délivrera nos remèdes qu'aux malades chez lesquels nous en dirigeons l'emploi. De cette manière, nous éviterons une foule d'abus et nous nous renfermerons dans le cercle que la prudence a prescrit à des médecins qui préfèrent l'humanité à leurs propres intérêts. »

J'ai dit que ce discours avait produit de l'irritation, et que plusieurs membres de l'Académie, quand j'ai cessé de parler, m'adressèrent quelques observations où perçait la malveillance. J'ai dit qu'après mon départ il y avait eu au sein de l'assemblée une scène tumultueuse. Si des académiciens ont cru voir dans ma démarche autre chose qu'un acte de déférence pour l'Académie, ils se sont trompés. Je ne demandais rien, je faisais seulement une communication : j'avais mille autre moyens de publicité, si j'en avais eu besoin.

Cependant je n'aurais fait entendre aucune plainte, si je n'avais lu quelques jours après un article qu'un M. Forget a eu l'impudeur de faire insérer dans un journal, d'ailleurs obscur, dont il paraît être le principal rédacteur et la principale lumière.

Voici cet article :

« Un médecin de Nanci annonce qu'il a trouvé le remède de la goutte. Son long travail est l'apologie la plus audacieuse (nous n'osons dire plus) d'un remède dont l'auditoire attend l'énoncé avec anxiété. L'orateur, qui prétend guérir la goutte plus promptement et plus sûrement que le quinquina ne guérit la fièvre intermittente et le mercure la syphilis, est, dit-il, tellement maître de cette affection, qu'il peut se donner la goutte en quelques heures.... Il termine en déposant un paquet qui, dit-il, contient son secret en cas de mort imprévue, secret qu'il a confié à son frère, à M. Simonin, de Nancy, et à M. Coze, de Strasbourg.

» L'Académie déconcertée reste dans la stupeur.

» M. Bousquet : Ceci ressemble à un prospectus dont on veut rendre complice l'Académie. Naguère vous avez conspué un auteur qui voulut vous cacher son remède, et voilà que la même mystification se renouvelle.

« M *** répond avec humeur et vivacité qu'il ne peut exposer toute sa doctrine dans une séance ; que son Traité complet paraîtra sous peu ; qu'il a voulu simplement prendre date, et qu'il cache son remède pour éviter la polémique.

« M. Bouillaud dit qu'on ne peut discuter cet objet en présence de l'auteur qu'il invite à sortir. (L'auteur sort.)

« M. Pariset dit que ce médecin est nanti de témoignages honorables. M. Bousquet répète qu'annoncer un remède et ne pas l'indiquer, c'est mystifier l'Académie. Du reste, il n'y a rien à statuer. (On passe à l'ordre du jour, la séance est levé.)

Les rédacteurs viennent de clore la séance ; on doit croire que tout est fini pour moi, que leur fiel est épuisé ; pas du tout : le voilà qui déborde dans une note au bas de la page ; lisons :

« Si, comme on le dit, l'auteur est un homme honorable, il doit être confus de l'inconséquence qu'il a commise, et qui l'expose à passer pour un charlatan déhonté. Quoi ! prendre la parole pour se donner les plus monstrueux éloges, tenir en suspens toute une académie pour lui dire qu'elle ne saura pas ce dont il s'agit, prendre date, pourquoi ? Pour un remède secret ! n'est-ce pas le comble de l'outrecuidance ? M. Canquoin n'eut pas le courage de cacher son remède à l'Académie indignée ; il le confessa en rougissant. M *** s'est obstiné à cacher le sien, et a quitté la tribune avec le ton de la morgue et de la colère ! Espérons qu'en publiant le travail qu'il a promis, M *** se hâtera de recouvrer ses titres à l'estime. »

Cette diatribe n'est certainement pas l'œuvre d'un homme honorable ; un médecin qui se respecte ne se serait point permis une pareille indignité ; il ne se serait pas tant hâté de déverser l'injure et l'outrage sur un de ses confrères.

Quoiqu'il me soit désagréable de m'occuper de cet indigne factum, je me crois cependant obligé d'examiner en détail ce tissu de faussetés et d'injures : je suis bien aise de faire voir ce qu'il faut de fatuité pour se permettre de donner des leçons, quand on en a soi-même si besoin ; combien il faut de méchanceté, pour supposer à un homme qu'on ne connaît pas, des intentions qu'il n'a point, afin de trouver l'occasion de déverser sur lui le blâme le plus amer. Voyons.

Un médecin de Nanci annonce qu'il a trouvé le remède de la goutte. A l'Académie de médecine comme à l'Académie des belles-lettres, on doit dire un remède pour la goutte, comme on dit un remède pour la fièvre, pour le rhume ; comme on dirait même un remède pour la méchanceté, si la méchanceté n'était un mal sans remède ; heureusement il y a un remède pour l'ignorance; mes adversaires feront bien d'en user. D'ailleurs, tout fourmille de ces fautes dans le journal de M. Forget. Dans son titre même, il y a une faute énorme contre les règles qui régissent l'article. Les rédacteurs de cet ouvrage ne me paraissent forts que sur l'article des injures.

Continuons : *Son long travail est l'apologie la plus audacieuse (nous n'osons dire plus)*. Grand merci de la réticence! Mais si vous aviez osé, qu'auriez-vous donc dit?

Poursuivons toujours : *D'un remède dont l'auditoire attend l'énoncé avec anxiété. L'énoncé d'un remède,* quel langage! *avec anxiété*, quelle sottise!

L'orateur qui prétend guérir la goutte plus promptement et plus sûrement que le quinquina ne guérit la fièvre intermittente, etc. L'orateur ne s'est jamais comparé au quinquina; il n'a pas tant de prétention. Jusqu'à présent, une absurdité par phrase, cela ne commence pas mal; on verra que cela finit de même. Il paraît que mes adversaires sont en fonds.

Il est, dit-il, tellement le maître de cette affection, qu'il peut se donner la goutte en quelques heures. J'ai dit en quelques jours. Le rédacteur a bien mal entendu; il ne manque cependant pas d'oreilles, car on en voit furieusement passer le bout.

Il termine en déposant un paquet, qui, dit-il, contient son secret. Cette accumulation de *dit-il* sent bien fort la narration d'une commère; c'est décidément une cuisinière qui écrit. Quant au paquet *qui, dit-il, contient son secret*, c'est un paquet qu'elle veut bien faire; car je n'ai point déposé de paquet, et je n'ai point parlé de secret. J'ai seulement annoncé un travail de la rédaction duquel je m'occupe, et qui sera tiré probablement à plus d'exemplaires que le Journal hebdomadaire des progrès des sciences, etc., etc. Est-ce donc là un secret?

Secret qu'il a confié à son frère, à M. Simonin de Nancy, à M. Coze de Strasbourg.

J'ai cité également M. Huin Gervais, de Nanci. Pour mon frère, je ferai observer à la cuisinière de M. Forget, qu'il est un monsieur comme son maître et comme ses collaborateurs du Journal hebdomadaire: à cette différence près cependant, que c'est un monsieur bien plus instruit et bien mieux élevé.

L'académie déconcertée reste dans la stupeur. Oh! c'est trop fort. Il aurait fallu ajouter encore : *Nous n'osons dire plus.*

M. Bousquet : *Ceci ressemble à un prospectus dont on veut rendre complice l'académie.*

M. Bousquet n'a jamais dit une pareille sottise, et s'il l'avait dite, il ne serait pas bien aise qu'on la rappelât; car ce serait un véritable tour de confrère. Qui a jamais été complice, je le demande, d'un prospectus? Il faut être cuisinière, et même cuisinière de M. Forget, pour dire de pareilles énormités.

D'ailleurs, si l'on craint que la séance où j'ai mérité tant de colère, puisse être de quelque utilité pour moi, que l'on se rassure, je n'en avais pas besoin. En débutant à Paris, j'avais une clientelle qui pourrait faire envie à un académicien, si toutefois l'envie peut pénétrer au sein de l'académie de médecine.

Je pouvais également, en désespoir de cause, me faire annoncer, comme tant d'autres, par la presse quotidienne. N'ai-je pas lu cent fois de mes propres yeux, dans tous les journaux politiques, même dans le *Moniteur*, des annonces dans le goût de celle-ci:

Notre illustre académicien, ou, notre illustre professeur, le savant docteur N...., est de retour dans cette capitale, après avoir été prodiguer les secours de son immense talent à M. le prince ou à M. le duc un tel; les nombreux malades qui ont besoin de recourir à ses lumières, apprendront sans doute avec la satisfaction la plus vive qu'il recommencera à donner ses consultations tous les jours dans son cabinet. — Puis vient l'heure de la consultation, le nom de la rue et le numéro de l'hôtel où se trouve le cabinet; le tout dans l'intérêt de la science, et pour que l'humanité souffrante ne coure pas le risque de s'égarer dans les rues de Paris. On m'a même dit tout bas que je pourrais libeller de ma propre main une semblable annonce sans trop déroger, sinon aux usages académiques, du moins aux usages de quelques académiciens.

N'ai-je pas vu aussi fastueusement annoncer dans les mêmes journaux des opérations qui fesaient plus d'honneur à l'adresse du chirurgien qu'à son humanité, qu'on s'empressait d'insérer de suite, au sortir de la salle d'opérations, un peu avant la mort du pauvre opéré ?.. Et ce sont des gens qui, pour agrandir leur réputation, emploient de pareils moyens, font de pareilles choses et qui gagnent des millions en les fesant, qui me feront traiter de charlatan par leurs acolytes et par leurs flatteurs ! c'est une indignité !

Et quand bien même j'aurais cherché la publicité en me présentant à l'académie de médecine ; quel grand malheur ! quel grand crime ! Si j'étais arrivé à Paris, sans amis, sans malades, sans ressources, n'ayant d'autres moyens pour me faire connaître que la publication d'un ouvrage, qui exigera plusieurs mois de travail avant d'être prêt, l'académie m'aurait donc repoussé ? pour vivre selon elle avec honneur, elle m'aurait condamné à mourir de misère et de faim : et les gouteux, que je puis soulager ou guérir dans cet intervalle, auraient été obligés d'attendre, au milieu des souffrances et des dangers auxquels leur maladie les condamne, que j'aie satisfait à toutes les exigences académiques pour leur faire savoir que je puis les secourir !...

Si l'on croit ainsi soutenir l'honneur de la médecine, on se trompe ; c'est au contraire ainsi que l'on fait passer en proverbe l'envie des médecins, et que l'on prête le flanc au ridicule, qui dans les théâtres et dans la société, vient assaillir un des corps les plus savans de la civilisation.

Mais, laissons là ces considérations que j'abandonne à la sagacité de ceux à qui elles s'adressent, pour revenir au Journal hebdomadaire; afin d'abréger, hâtons-nous de passer à la note; je ne sais si elle est du rédacteur principal; mais ce que je puis affirmer, c'est qu'elle est aussi convenable et aussi curieuse que le texte. Examinons.

Si, comme on le dit, l'auteur est un homme honorable.

Quoi! vous me supposez un homme honorable, et vous osez m'insulter ainsi! mais grand Dieu! comment donc traitez-vous vos pareils?

Il doit être confus de l'inconséquence qu'il a commise et qui l'expose à passer pour un charlatan déhonté. J'ai déjà dit ce que je pensais de l'inconséquence. Maintenant je demande comment une inconséquence peut faire d'un médecin consciencieux un charlatan, à moins qu'il ne soit jugé avec l'aménité et la justice des rédacteurs du journa hebdomadaire? Quand au *déhonté*, j'éprouve une vive satisfaction à leur apprendre que le mot n'est pas plus français qu'il n'est poli. On dit un charlatan éhonté, comme un folliculaire éhonté. *Déhonté* est une faute, une grande faute; c'est même une faute grossière dans toute l'acception du mot.

Quoi! prendre la parole pour se donner les plus monstrueux éloges, etc., etc. Je n'ai cité que des faits, rien que des faits, que je puis prouver aussi souvent qu'il le faudra pour forcer la conviction; je n'ai point fait mon éloge, et je ne vois rien là de monstrueux; quand une découverte médicale se trouve confirmée cent fois de suite par la pratique, il est bien permis, je le pense, de l'annoncer et de la mettre au rang des vérités les plus incontestables; je ne sais pas si tous les académiciens et les professeurs comblés des respects de M. Forget, prennent la précaution d'établir leurs découvertes sur des bases plus solides et plus inébranlables; en tous cas, je ne crois pas que s'ils annonçaient leurs travaux dans des termes aussi simples que ceux que j'ai employés, on oserait les traiter de charlatans *déhontés*, et dire qu'ils se donnent de monstrueux éloges.

La note et le texte que j'examine se trouvent à la page 182 du *Journal hebdomadaire des progrès des Sciences et institutions médicales*, et je lis à la page 183, en regard, que M. Bouillaud, co-rédacteur de M. Forget, s'est vanté en pleine Académie de guérir deux fois plus de malades affectés du typhus que MM. Chomel, Louis, et autres de ses collègues ; et qu'il s'en vante en leur présence, d'après des faits pesés et comptés, à ce qu'il dit. Appellerai-je pour cela, sans le connaître, M. Bouillaud un Charlatan éhonté ou *déhonté*, pour parler le langage de M. Forget? lui dirai-je qu'il prend la parole pour se donner les plus monstrueux éloges? M'écrierai-je que se vanter aux dépens de ses propres collègues et en leur présence, c'est le comble de l'outre-cuidance ? Non, je ne l'aurais pas fait sans y être provoqué, parce que je n'aime pas à penser le mal, parce que je n'aime pas à le faire, parce que je ne pousse du pied un chien hargneux que quand il vient pour me mordre.

M. Cancoing n'eut pas le courage de cacher son remède à l'Académie indignée; il le confessa en rougissant. Confesser un remède : quel français et quelle humilité!..... Dieu pardonne à M. Cancoing son remède, puisqu'il l'a confessé, et que tous les seins qu'il a brûlés dans ce monde puissent lui servir un jour dans l'autre !... Quant au révérend qui s'établit mon directeur, pour que je puisse confesser mon remède, qu'il daigne me donner le temps de faire mon examen de conscience et d'écrire ma confession; mais si sa sainte rigueur ne voulait pas m'accorder une grâce que je sollicite à genoux , mes scrupules pourraient bien aller jusqu'à me passer d'elle.

*Espérons qu'en publiant le travail qu'il a promis, M*** se hâtera de recouvrer ses titres à l'estime.* Espérez, Monsieur, et votre espoir sera exaucé : mais sachez qu'en publiant, je ne céderai qu'à une résolution dès long-temps arrêtée, qu'à ma conscience, qu'au sentiment profond de mon devoir. Sachez aussi que je ne publierai que quand cela me conviendra, quand je trouverai mon travail complet ; sachez que les criailleries sentimentales et les ridicules déclamations de quelques pédants ne seront pour rien dans ma détermination. Pour l'estime, si c'est celle des honnêtes gens, je ne l'ai point perdue : elle m'est acquise, sachez-le bien aussi, par vingt ans de travaux honorables, et j'ai de quoi me défendre contre ceux qui voudraient injustement me l'enlever ; si c'est seulement la vôtre, Monsieur Forget, que je doive recouvrer, je n'y tiens pas du tout ; car je suis en état de vous rendre colère pour colère et mépris pour mépris.

FIN.

www.ingramcontent.com/pod-product-compliance
Lightning Source LLC
LaVergne TN
LVHW052014160826
845678LV00003B/1058

* 9 7 8 2 3 2 9 6 5 1 3 3 0 *